蛀牙了，怎麼辦？

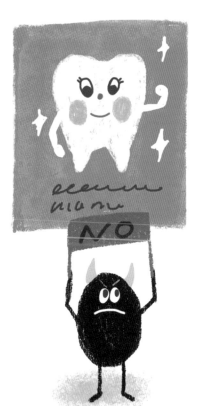

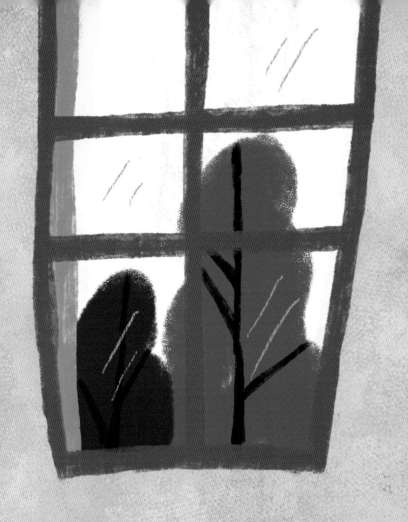

溫暖的陽光和微風透過窗戶溜進屋裡，
但魔龍嚕嚕的心情卻灰暗得像陰天。

因為他的臉頰腫起來了， **好痛好痛**，
痛到連東西都沒辦法吃了。

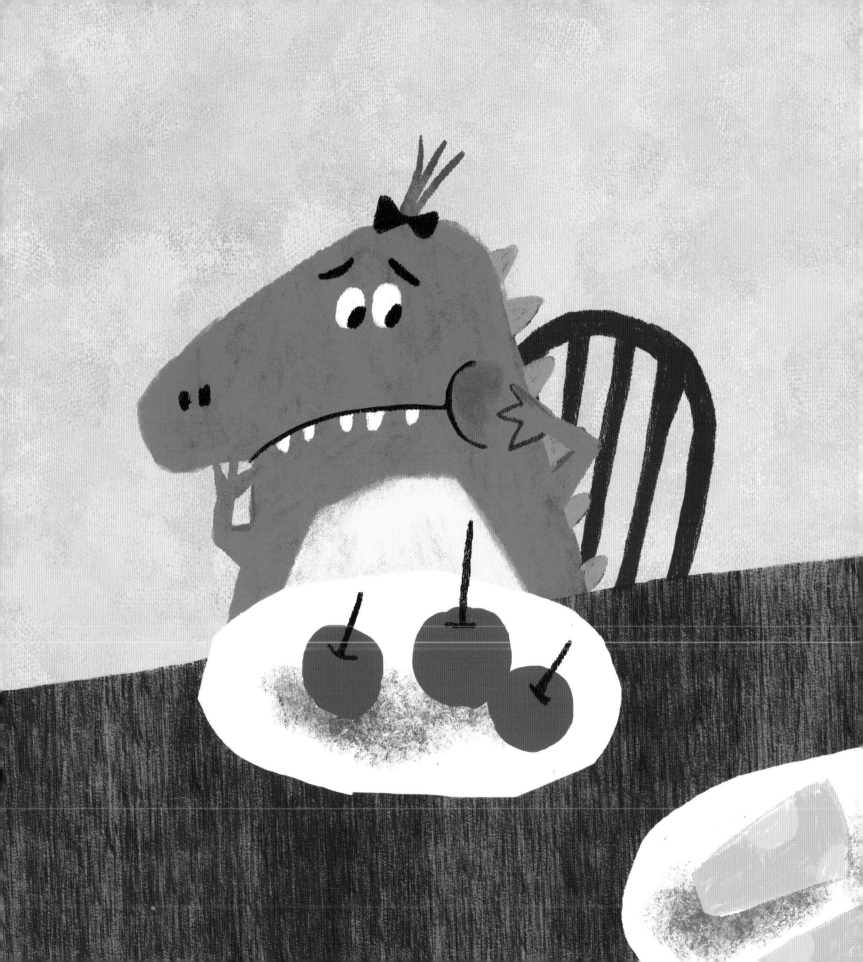

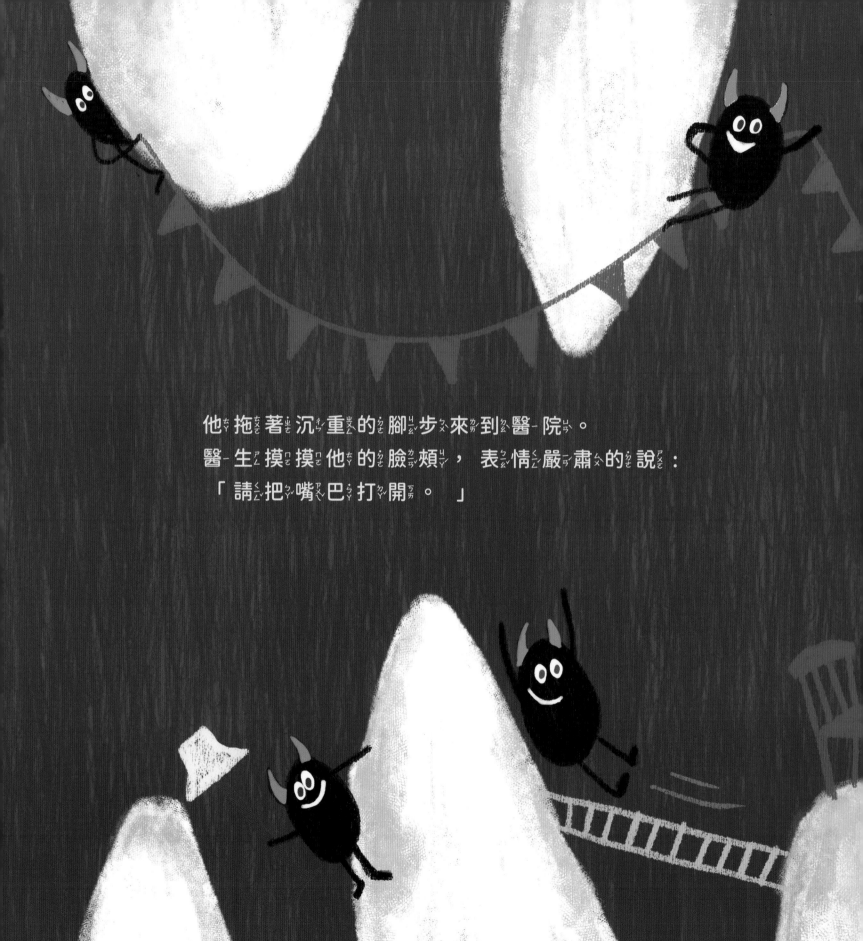

他拖著沉重的腳步來到醫院。
醫生摸摸他的臉頰，表情嚴肅的說：
「請把嘴巴打開。」

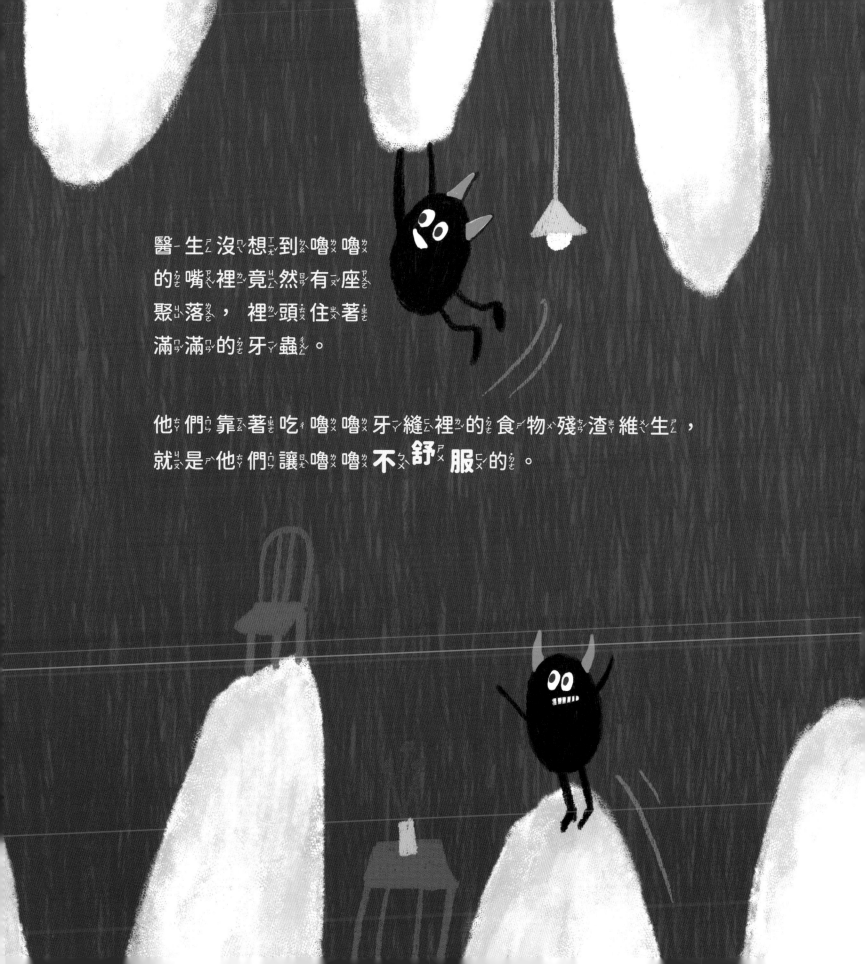

醫生沒想到嚕嚕的嘴裡竟然有座聚落，裡頭住著滿滿的牙蟲。

他們靠著吃嚕嚕牙縫裡的食物殘渣維生，就是他們讓嚕嚕**不舒服**的。

醫生拿了瓶漱口水給嚕嚕，
「你先回家把那些牙蟲給漱乾淨，
我再來幫你治療。」
牙蟲們抱成一團直發抖，
嚕嚕真的會把他們給漱掉嗎？

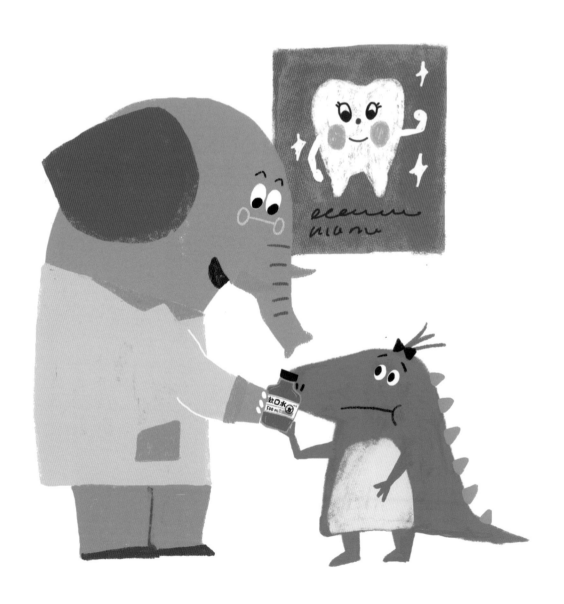

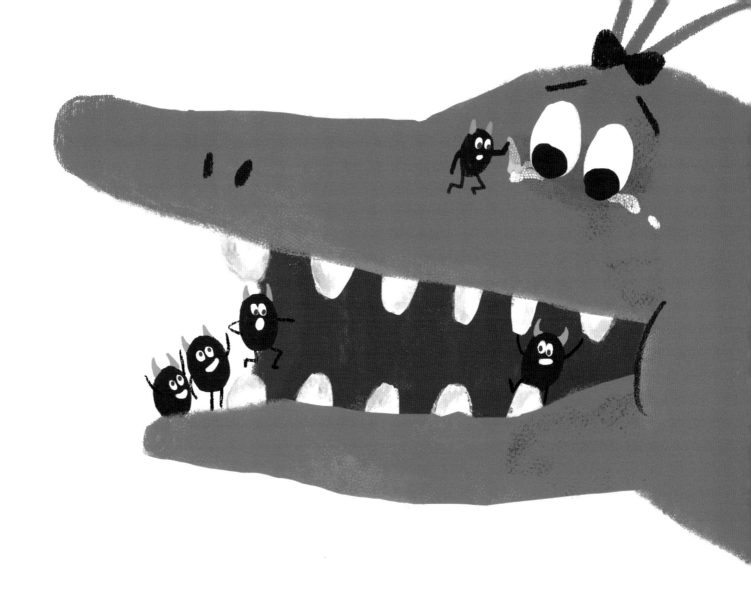

不說你可能不知道，
這些牙蟲都是嚕嚕的好朋友。
嚕嚕不開心時牙蟲們都會搶著安慰他呢。

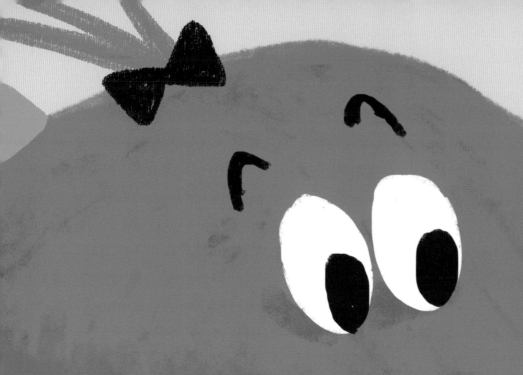

嚕嚕捧著臉頰左思右想，最後才對牙蟲說：
「我是不會用那瓶漱口水的。」

牙蟲們放下心中的大石頭，齊聲歡呼。
「但是……可不可以請你們搬家？」

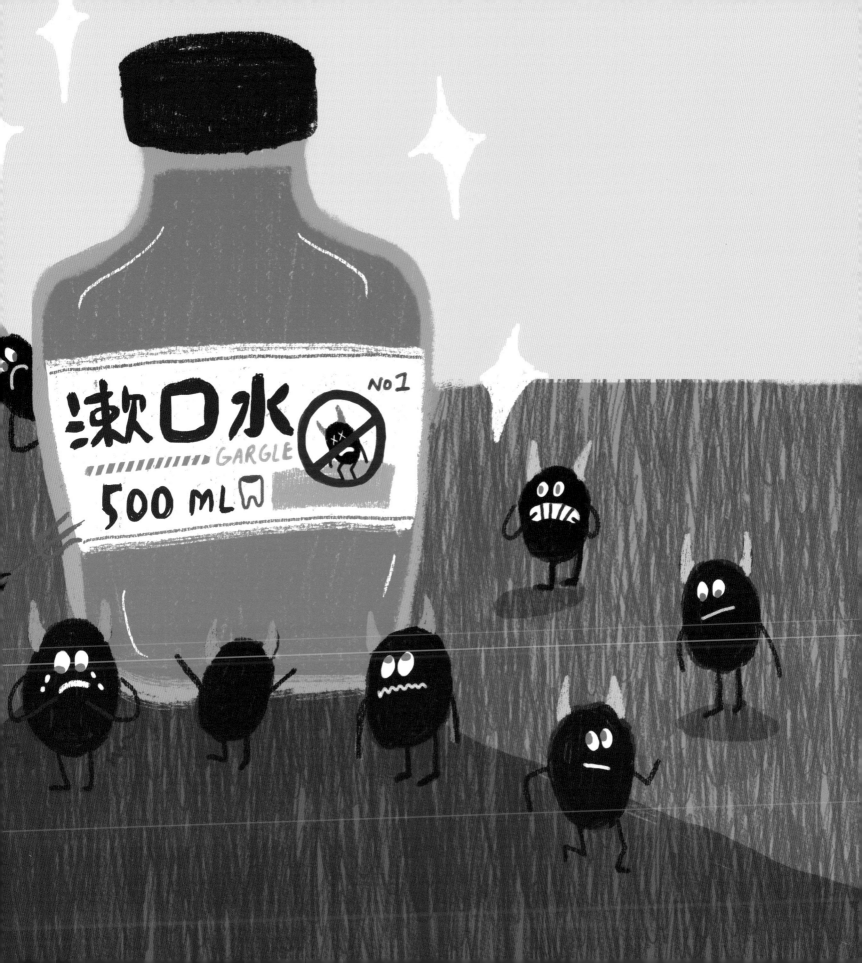

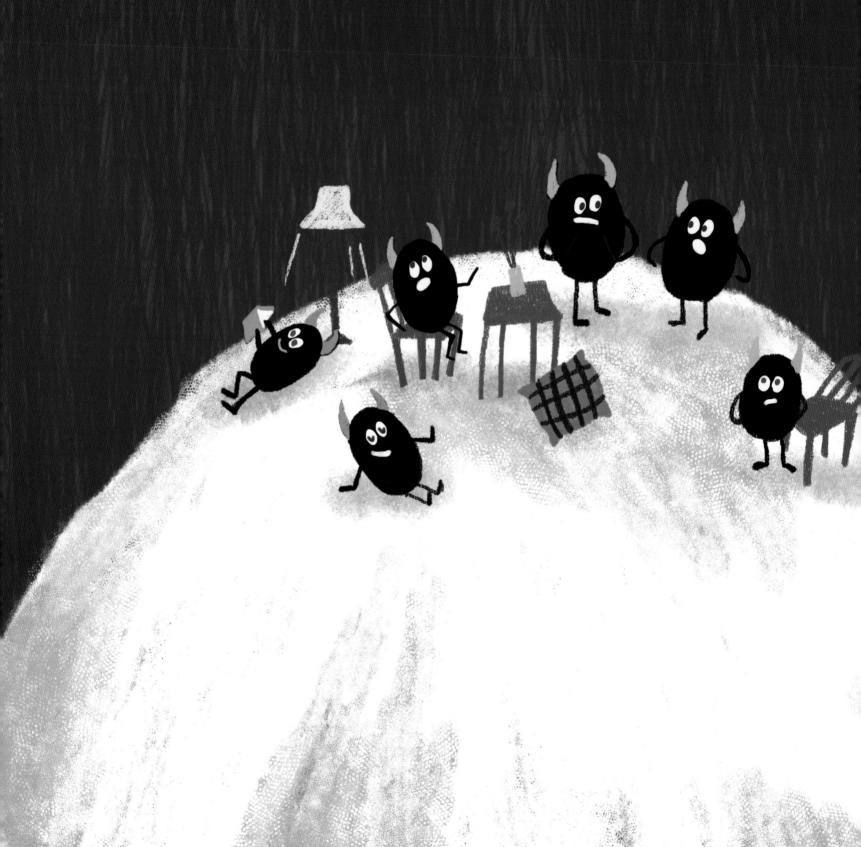

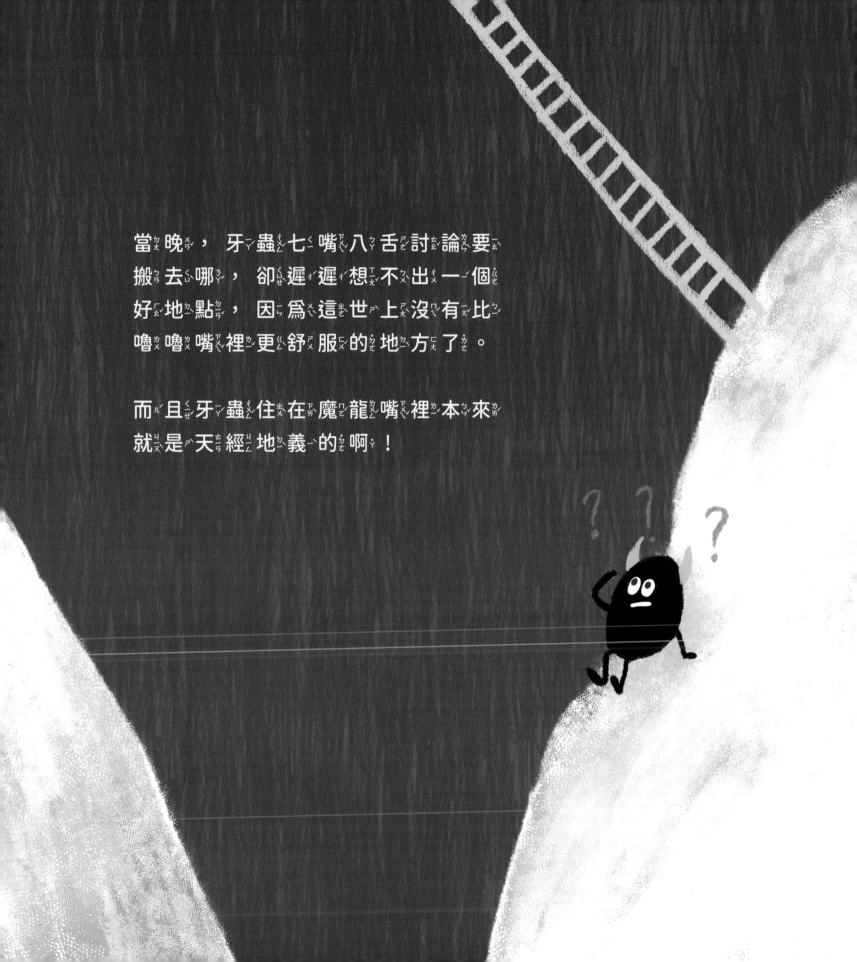

當晚，牙蟲七嘴八舌討論要
搬去哪，卻遲遲想不出一個
好地點，因為這世上沒有比
嚕嚕嘴裡更舒服的地方了。

而且牙蟲住在魔龍嘴裡本來
就是天經地義的啊！

不知是誰小小聲的說了這麼一句：
「既然嚕嚕不會把我們漱掉，
那我們為什麼一定要搬家？」

牙蟲們你看我，我看你，
決定要當嚕嚕嘴裡的釘子戶。
誰也別想趕走他們！

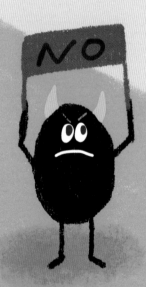

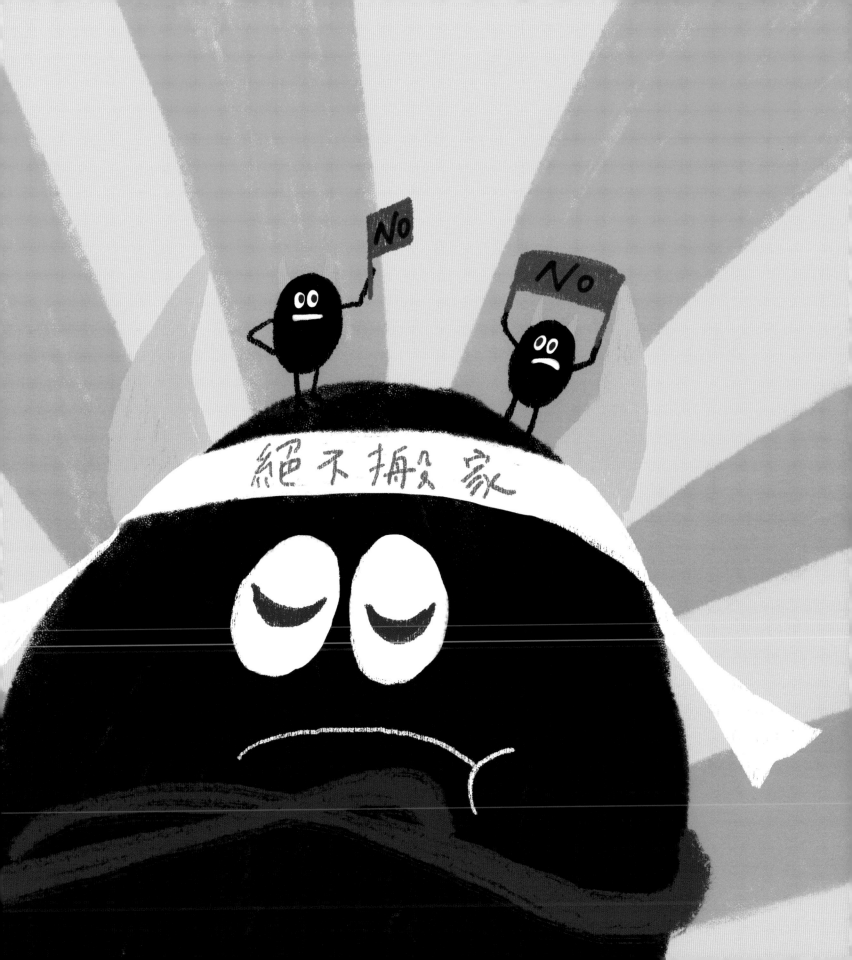

第二天早上，嚕嚕問：「你們決定要搬去哪了嗎？」

牙蟲們笑嘻嘻的說：「嗯，我們不曉得能搬去哪⋯⋯
如果嚕嚕幫我們找到更好的地方，我們就搬家。」

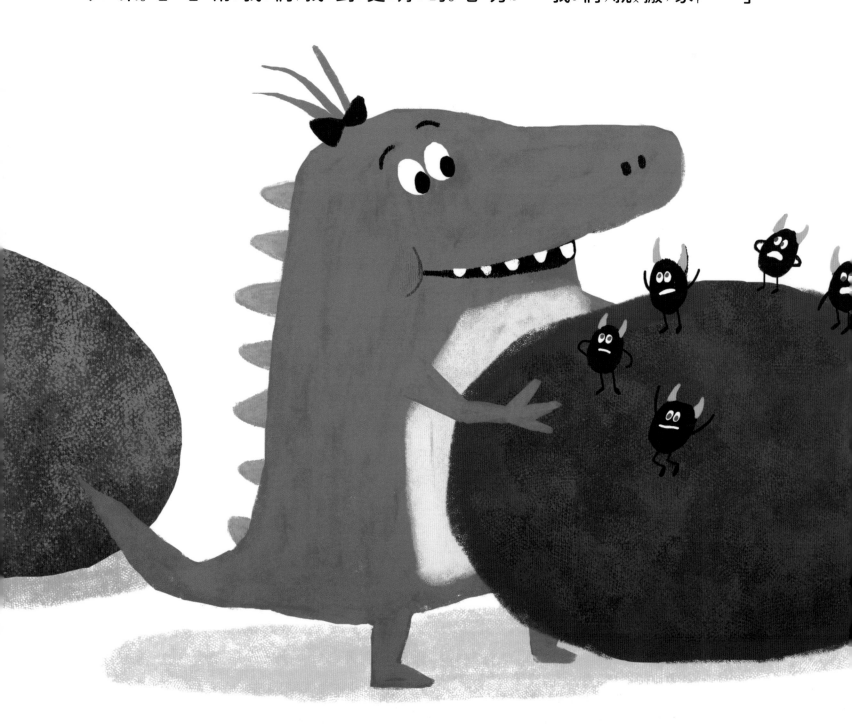

牙蟲們無家可歸也好可憐，
於是，嚕嚕撿了顆石頭說：
「這顆石頭好漂亮，當你們
的新家好嗎？」

牙蟲們搖搖頭：「我們覺得你的
爛牙漂亮多了。」

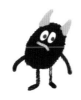
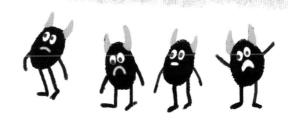

嚕嚕再摘了朵野花說：
「這花好香喔，
住在上頭一定很舒服。」

牙蟲們搖搖頭：
「我們就是
喜歡住在你
臭臭的
嘴裡。」

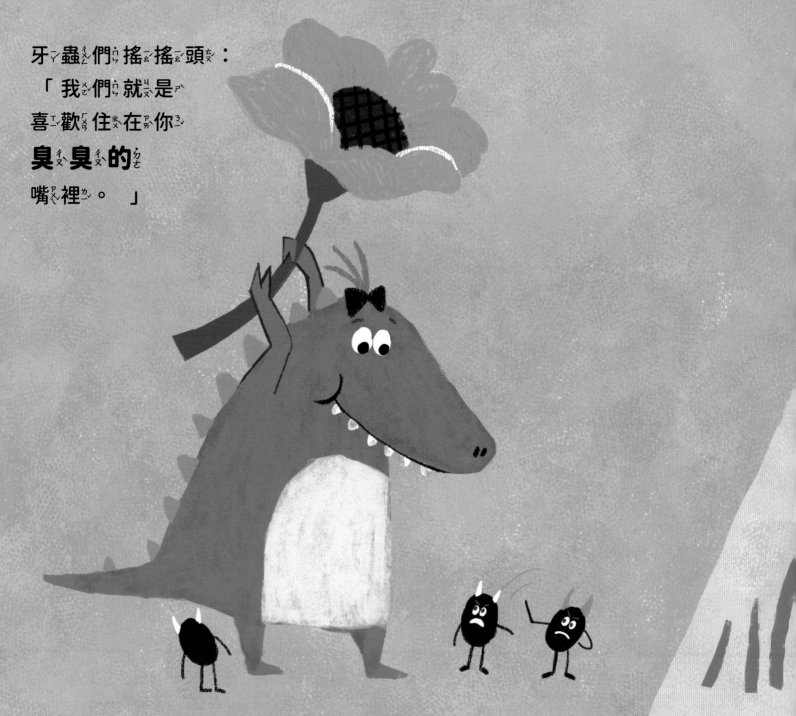

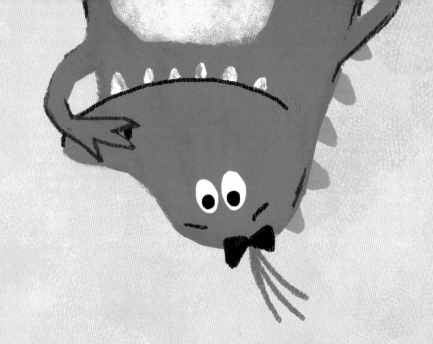

嚕嚕緊緊捏著鼻子， 指了指地上的狗大便說：
「這大便比我的嘴巴還臭， 你們一定會非常喜歡。 」

牙蟲們搖搖頭：
「嚕嚕！你好殘忍！居然要我們搬到大便上！ 」

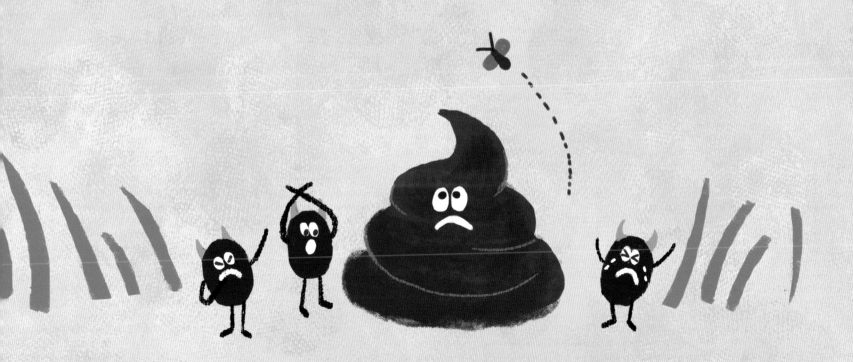

牙蟲們不搬走，這可怎麼辦？
嚕嚕想著想著，頭暈了起來，
最後「砰」的一聲昏倒在地上。

等他醒來時，發現自己躺在醫院
白淨的床單上，打著點滴。
原來嚕嚕太久沒吃東西，因此暈
倒了。

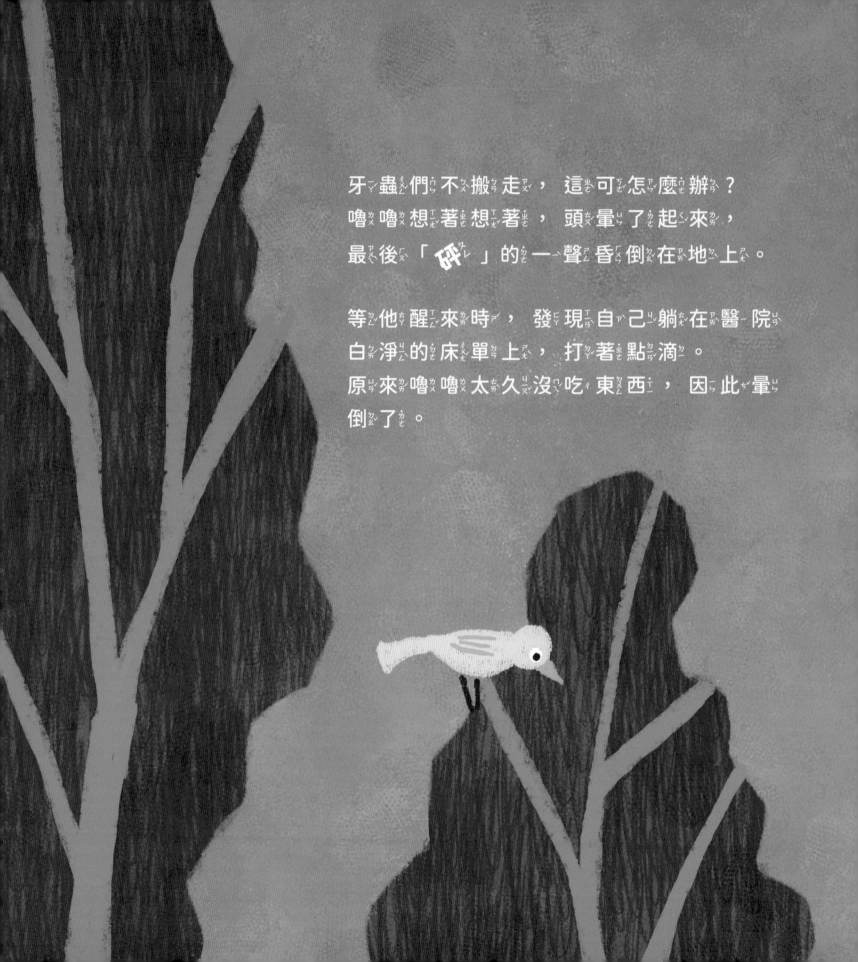

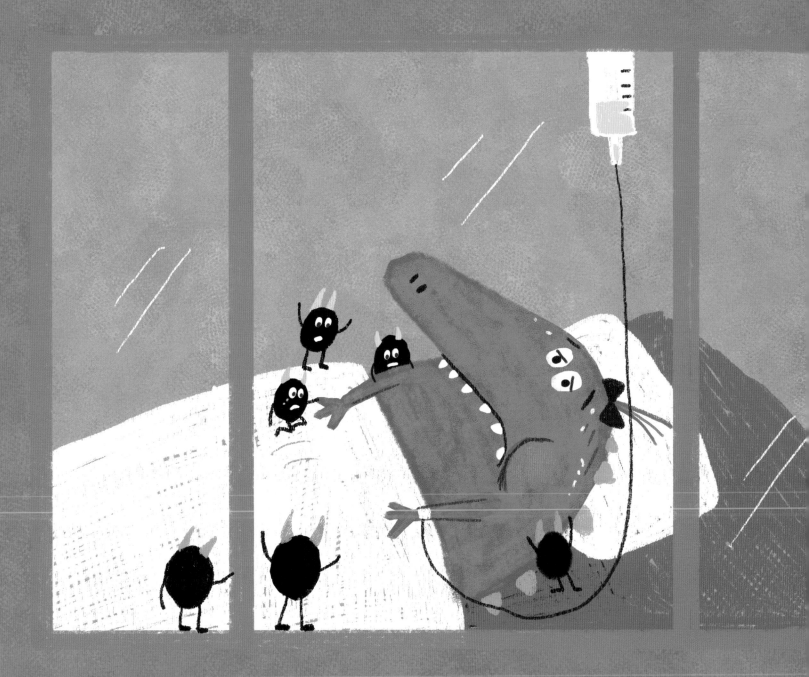

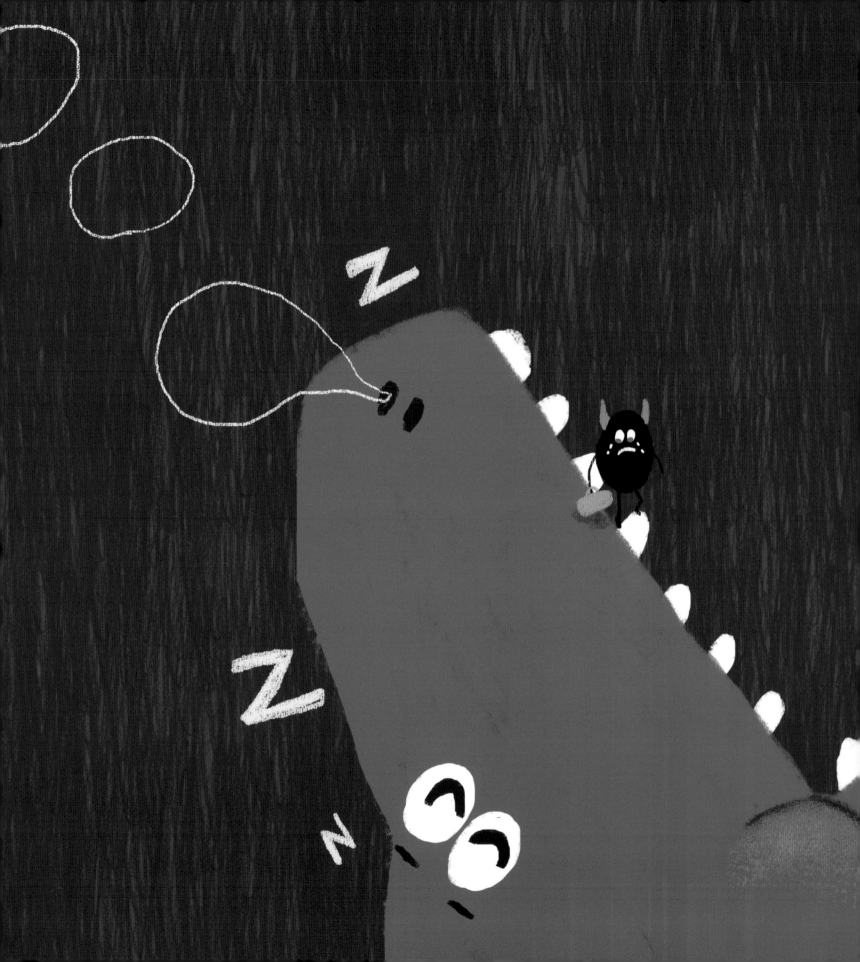

牙ㄧˊ蟲ㄔㄨˊ們ㄇㄣ˙也ㄧㄝˇ亂ㄌㄨㄢˋ成ㄔㄥˊ一ㄧˋ團ㄊㄨㄢˊ， 他ㄊㄚ們ㄇㄣ˙七ㄑㄧ嘴ㄗㄨㄟˇ八ㄅㄚ舌ㄕㄜˊ的ㄉㄜ˙說ㄕㄨㄛ：
「我ㄨㄛˇ們ㄇㄣ˙真ㄓㄣ的ㄉㄜ˙該ㄍㄞ搬ㄅㄢ家ㄐㄧㄚ了ㄌㄜ˙。 」
「該ㄍㄞ搬ㄅㄢ去ㄑㄩˋ哪ㄋㄚˇ裡ㄌㄧˇ？」

「石ㄕˊ頭ㄊㄡˊ、 野ㄧㄝˇ花ㄏㄨㄚ、 狗ㄍㄡˇ大ㄉㄚˋ便ㄅㄧㄢˋ，
　我ㄨㄛˇ們ㄇㄣ˙隨ㄙㄨㄟˊ便ㄅㄧㄢˋ挑ㄊㄧㄠ個ㄍㄜ˙地ㄉㄧˋ方ㄈㄤ住ㄓㄨˋ上ㄕㄤˋ去ㄑㄩˋ吧ㄅㄚ。 」
「嚕ㄌㄨ嚕ㄌㄨ是ㄕˋ我ㄨㄛˇ們ㄇㄣ˙的ㄉㄜ˙好ㄏㄠˇ朋ㄆㄥˊ友ㄧㄡˇ， 不ㄅㄨˋ能ㄋㄥˊ這ㄓㄜˋ樣ㄧㄤˋ害ㄏㄞˋ他ㄊㄚ！ 」

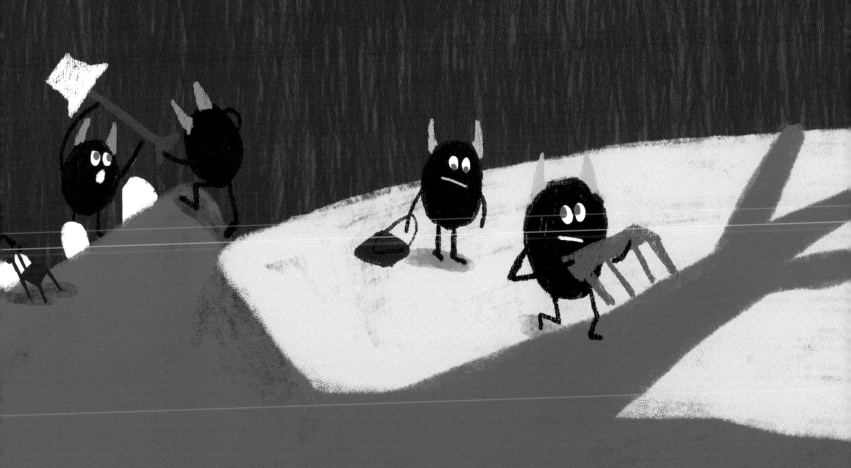

牙蟲們搬家後，　嚕嚕請醫生教自己正確的刷牙方式，

經過幾次治療後，　他的臉終於不腫也不痛了。

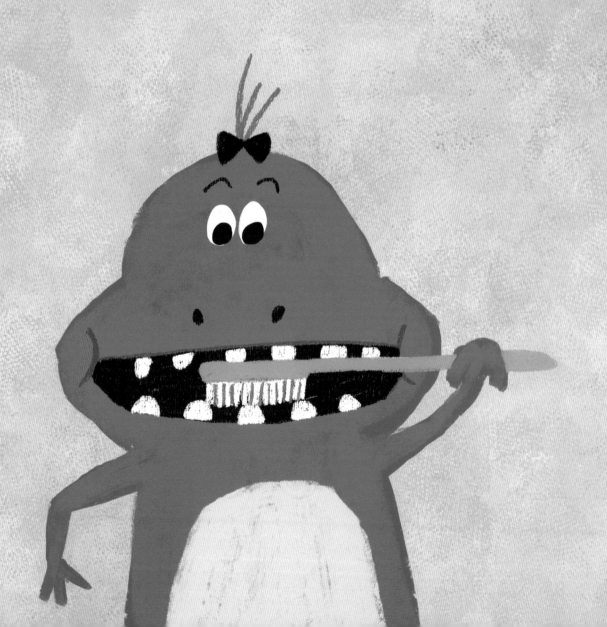

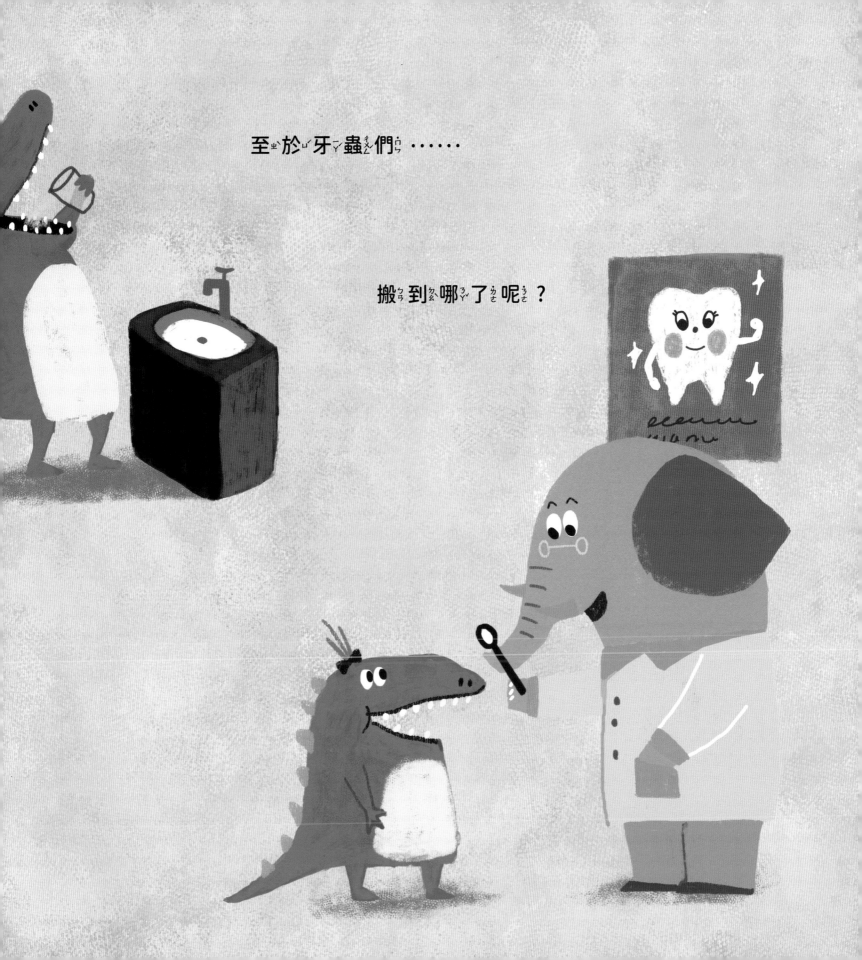

至於牙蟲們……

搬到哪了呢？

嚕嚕買了塊奶油蛋糕讓他們住，平常還是能一起聊天、看連續劇，一起度過每個美妙的日子。

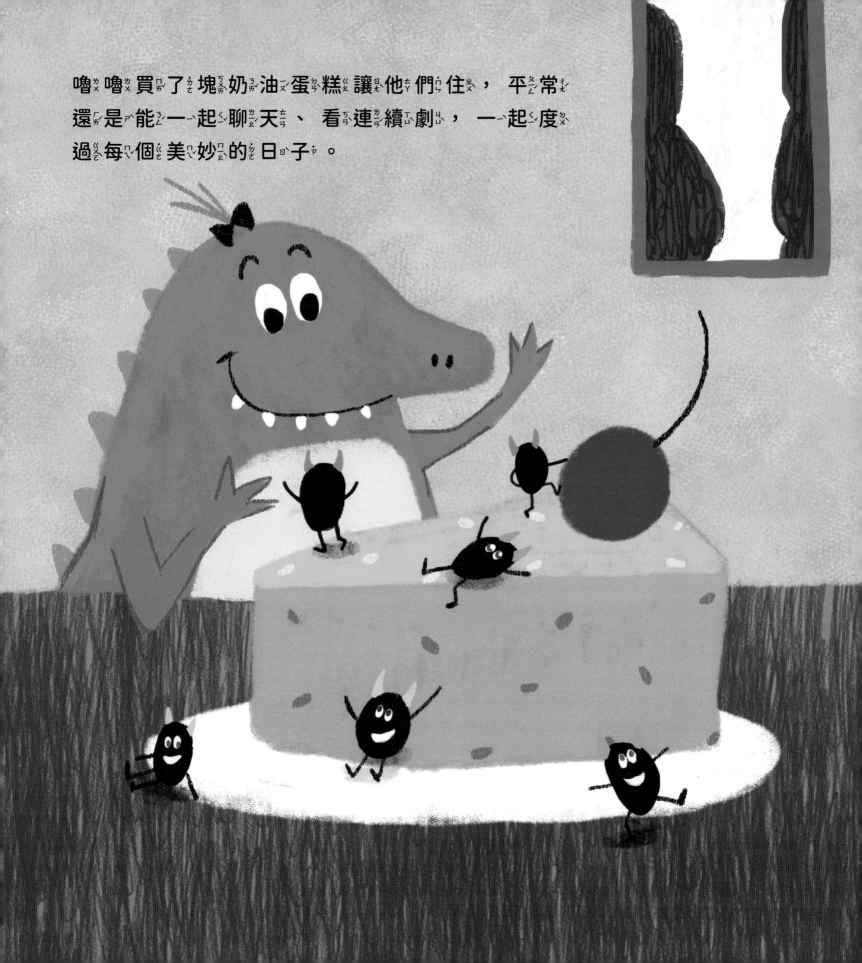

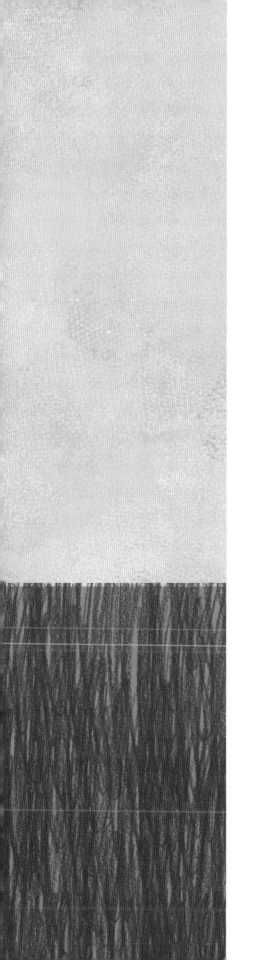

這樣的日子直到嚕嚕的鄰居咕咕來訪那天才結束……

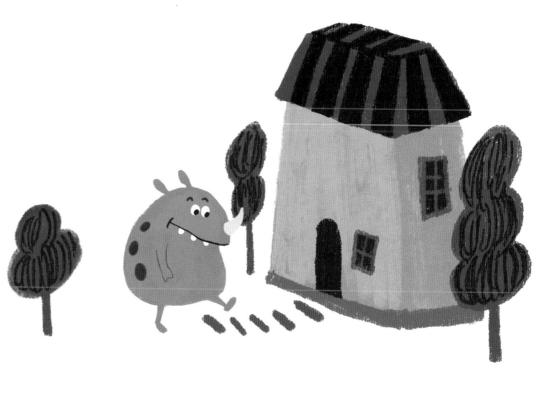

原來啊，咕咕也有一口**髒髒的牙齒**，
他趁著嚕嚕去泡茶時大口一張，
偷偷把蛋糕吃掉了。

牙蟲們擠在咕咕的牙縫裡向嚕嚕揮手，
表示咕咕的嘴住起來很舒服喔！

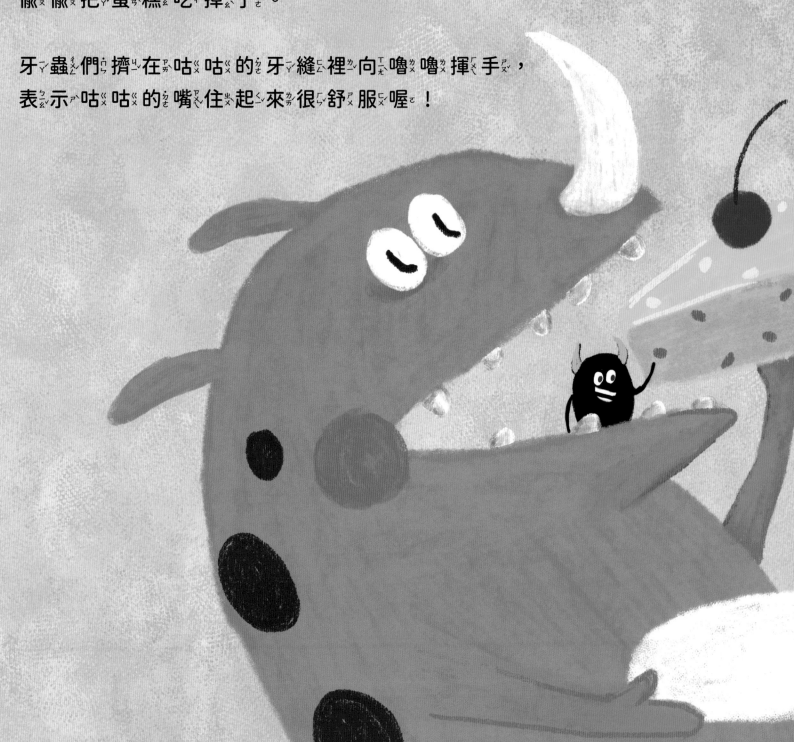

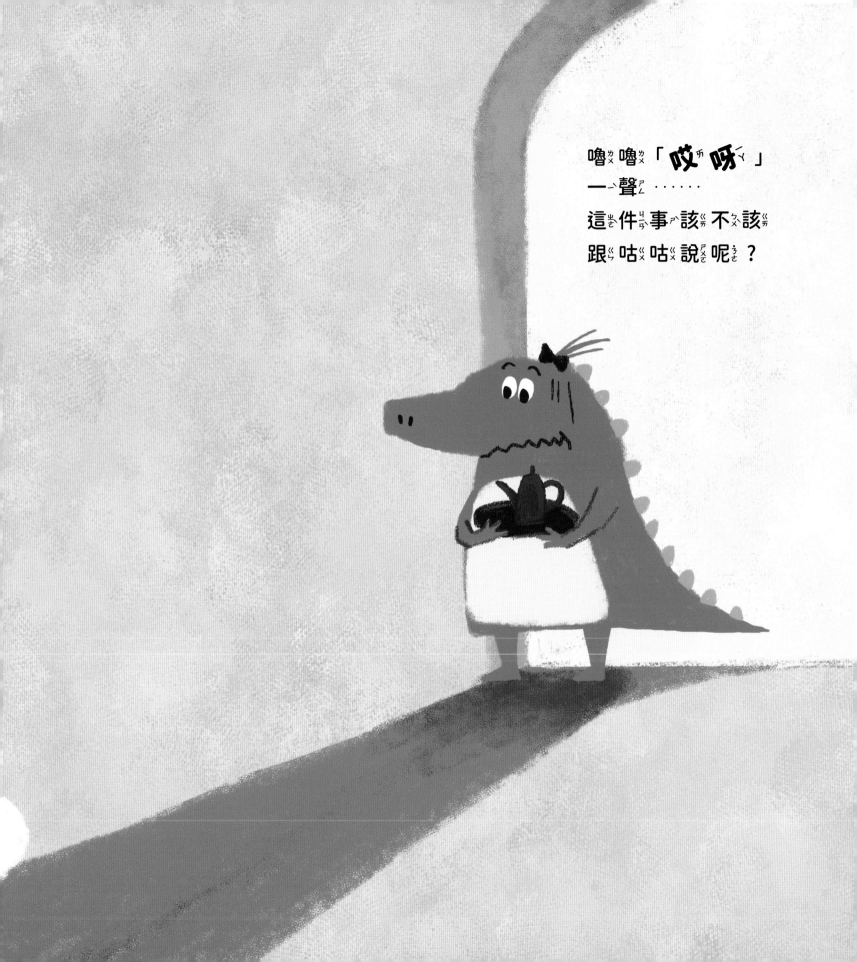

嚕ㄌㄨ 嚕ㄌㄨ 「哎ㄞ 呀ㄚ」
一ㄧ 聲ㄕㄥ ……
這ㄓㄜ 件ㄐㄧㄢ 事ㄕ 該ㄍㄞ 不ㄅㄨ 該ㄍㄞ
跟ㄍㄣ 咕ㄍㄨ 咕ㄍㄨ 說ㄕㄨㄛ 呢ㄋㄜ？

作者的話
作者／鈊九九

大家有沒有牙痛的經驗呢？

這個故事發想於我的爸爸，他因為不愛潔牙的關係，所以有一口大爛牙。

他不僅有嚴重的牙周病，還被醫生拔掉了好幾顆牙根發黑的牙齒，現在除了得時常跑牙科外，還少了很多品嚐美食的機會，好可憐啊！

所以大家一定要天天潔牙，就算再怎麼討厭看牙醫，還是得維持定期給醫生檢查的習慣，千萬不要等牙齒爛光光之後才後悔為什麼自己不好好潔牙！對了，使用漱口水前，記得要先諮詢過醫生，並依循專業指示使用喔！

當然如果不幸蛀牙了，一定要接受牙醫專業的治療，不要因為害怕就逃避喔。

另外大家也可以想一想，如果你是嚕嚕，但嘴巴裡住著的牙蟲又是你的好朋友時，你會怎麼做呢？

你會絕情的用漱口水把他們漱掉，還是會像嚕嚕一樣，繼續和他們當朋友，並努力為他們找一個家？

還有，如果你是牙蟲，你會為了不傷害朋友，趕快搬去對你而言不那麼舒服的新家，還是會像故事裡的牙蟲一樣，繼續住在裡頭，讓嚕嚕牙疼受苦呢？

最後，牙蟲們住進咕咕的嘴裡，你如果是嚕嚕會跟咕咕說嗎？

說了，牙蟲朋友們就要倒大楣咯；不說，咕咕就要準備牙痛，兩邊都是朋友，到底該怎麼辦才好？

這些問題連作者都沒有正確解答，不過比作者還聰明的你，或許能想出很棒的答案喔！